がん患者が真に求める抗がん剤の復権に向けて

東風斡子
Kochi Atsuko

たま出版

イザヤが「干しいちじくを取ってくるように」というので、
人々がそれを取って来て患部に当てると、ヒゼキヤは回復した。
——『旧約聖書』列王記下20章7節

はじめに

私は、現在、九十歳過ぎです。ある病院の理事長をしていますが、医者ではありません。若いころは歯科医師をしており、みずからクリニックを開業していましたが、結婚後は、病院の院長であり夫でもある医師の助手として、はじめは結核患者を、その後は、ずっとがん患者を支えてきました。

その医師というのが、東風睦之《こちむつゆき》です。

みなさんのなかには、この東風睦之という名前を耳にしたことがある人もいることでしょう。

東風睦之は、四十年ほど前、厚生省（現・厚生労働省）に追放された、ベンズアルデヒド抗がん剤を開発した人物です。

ベンズアルデヒド抗がん剤は、広範ながんに効果を発揮し、副作用がなく、しかも安価です。なのに、国は、なんの説明もなく、突然、この抗がん剤の認可を中止してしまったのです。


現在、国は先進医科学研究に集中しています。研究者にとってもこれらの研究は非常に魅力があり、いまや世界の科学者たちが競って莫大な費用をかけ、新しい発見を目指しているのが現状です。

たしかに、ｉＰＳ細胞の発見をはじめ、免疫の分野・ゲノムの分野・ウイルスの分野の進歩、ｉＰＳ細胞・幹細胞による再生医療の進歩は、さまざまな「がん」「難病」の治療薬の誕生に貢献し、さらに臓器移植にまで及ぼうとしています。また、ゲノム治療なども推進され、国は各地に拠点病院を指定し、がんのゲノム治療を開始するなどしています。

しかし、それらの治療にはいずれも高額な費用が必要なのです。

ご存知のように、二〇一九年現在、日本の医療費は四十二兆円にも上っています。四十二兆円といえば、お隣の韓国の国家予算とたいして変わりません。それだけ膨大なお金が医療につぎ込まれているわけですが、とりわけ、ｉＰＳ細胞や免疫療法をはじめ、先端医科学研究が花形の現在にあっては、医療費はこれからも上昇の一途をたどっていくと考えられます。

そういった状況下で、国としては、安価な抗がん剤は医療財政に貢献でき、認可したいのは山々でしょうが、過去に行った諸々の行為を考えると、そう簡単には承認できないのかもしれません。

そこで、読者の皆様には、ぜひ本書を読んでいただき、ベンズアルデヒド抗がん剤承認のご協力をお願いしたいのです。

私はこれまで、当院の元がん患者、治療中のがん患者、そしてその家族と知人にお願いして、四千名以上の署名を集めました。これ以上集めるには、街頭運動しか残されていませんが、九十歳を過ぎた私にはもう無理です。

そこで、本書を世に問い、多くの方々の賛同をお願いすることになった次第です。

私の夫、東風睦之が生涯をかけて開発、製品化したベンズアルデヒド抗がん剤が、多くの方の賛同をいただき、早期承認の署名につながれば、私にはもう思い残すことはありません。

がん患者が真に求める抗がん剤の復権に向けて◆目次

はじめに 3

1 抗がん剤開発のきっかけは、旧約聖書だった 11

2 いちじくから生まれた副作用のない抗がん剤 19

3 抗がん物質の研究と成功 27

4 閉ざされた「ベンズアルデヒド抗がん剤」認可の道 41

5 改良された新薬の効果 47

6 「ベンズアルデヒド抗がん剤」はなぜ認められないのか 57

7 患者さんの求める抗がん剤のために 65

おわりに代えて 74

1

抗がん剤開発のきっかけは、旧約聖書だった

ベンズアルデヒド抗がん剤を開発した東風睦之は、父が歯科医をしていた関係で、ごく自然のなりゆきとして、東京医科歯科大学の前身、高等歯科医学専門学校に入学しましたが、四年生の時、野口英世がアフリカの地で、黄熱病で死んだというニュースを耳にしました。

さっそく東風は、野口英世の後援者である血脇《ちわき》守之助氏（東京歯科大学創設者）の学校から出版されていた野口英世の伝記を買って読み、感動して、自分もこの道に進むことを決意したのです。

そこで、当時、高等歯科医学専門学校の校長であった長尾氏にお願いして、東京帝国大学細菌研究室に入れてもらいました。その後、伝染病研究所に移り、東京帝国大学の学位および医師免許を取得。軍医として二年、従事しました。

戦後は、自ら開業するまでの一時期、横浜市立医大の細菌学教授を務めていましたが、細菌学者だけあって徹底した潔癖主義者で、いつもポケットにはアルコール綿入りの小ケースを携帯していました。金銭についても徹底した潔癖主義で、開業後も、入院費、治療費以外、患者からお礼などは一円たりとも受けとりませんでした。

また、東風は、常に聖書を読んでいて、六十年以上、毎日、信仰日誌を書いていました。くわしくは後述しますが、この聖書がきっかけになって、ベンズアルデヒド抗がん剤が生まれたのです。

では、そのベンズアルデヒド抗がん剤が生まれた経緯を、ここで簡単にご紹介しておきます。

昭和二十九年（一九五四年）といえば、いまから六十六年も前のことですが、当時、日本はまだまだ戦後の続きで、結核が蔓延していました。病院や療養所は結核患者で常に満床。東風が開業していた病院も同様でした。

それから数年後、東風は、聖書を毎日読むようになっていました。聖書を読むようになって二年後のことです。それまで見過ごしていた旧約聖書の列王記下20章が、ふと目に留まったのです。

「ヒゼキヤ王が死ぬほどの腫物の病に罹り、苦しんでいました。ヒゼキヤ王が神様に祈ると、『干しいちじくを腫物に塗りなさい』と告げられ、そのようにして癒された」

という一節がありました。東風は、死ぬほどの腫物とはがんに違いない、そして、「いちじく」にはそのがんを治す力があるに違いないと信じました。

そこで、早速、研究を始めたのです。

昔から、いちじくから出る白い汁で「疣《いぼ》」が取れるといわれていることから、いちじくが植えられているところを訪れ、白い汁を注射器に吸い取って集め、薄めて、有効物質を抽出、それを繰り返し濾過したのち、腹水がんのハツカネズミで実験をしましたが、どうしても毒性が除去できず、失敗に終わりました。

東風は、研究を続けるためにはもっといちじくが必要だと考え、次に、江東青果市場の社長をしていた従兄に頼み、中東から「干しいちじく」を輸入してもらいました。すると、二トンもの干しいちじくが輸入され、全部買う羽目になってしまいました。

干しいちじくはとても硬いため、作業に時間がかかります。柔らかく戻してから攪拌吸着・分離等を繰り返して濾過し、腹水がんのハツカネズミで実験したところ、なんとがん細胞が変形、死滅していたのです。まずは成功、希望に満ち、一歩前進です。

ところが、梅雨に入ると、物置に積んであった干しいちじくの布袋から「カビ」が生えだしたのです。結局、二トン近い干しいちじくは廃棄することになってしまいました。

秋になり、親戚の銀座千疋屋に紹介してもらった神奈川県日吉のいちじく農家へ、家族で車に乗って出かけ、美味しいいちじくを購入しました。その帰りには、遊園地で遊び、銀座通りに車を駐車して食事をして帰るなど、楽しいひと時も度々ありました。五十年以上昔のことです。

美味しいいちじくを使った抽出作業は、とても順調に進みました。でも、その抽出作業は、昔のこととはいえ、原始的。いま思えば本当に恥ずかしいのですが、涙ぐましい思い出なので、あえて書かせていただきます。まず、いちじくを潰して十倍の水を加え、一升瓶に入れ、三十分以上振り、布袋で濾《こ》します。それから再び一升瓶に入れ、炭素を加えて、振る。この、振る作業が重労働なのです。

そこで私は、洋裁のミシンを利用し、ミシン上部のベルトを外し、モーターを取り付け、足踏みの所に三角コルベンを固定しました。おかげで、作業はとても楽になりました。

次に、遠心機で沈殿した炭末を遠くから扇風機で乾燥させ、溶媒（アセトン）に乾燥させた炭末を入れます。そしてそれを静かに振り、有効物質を移行させてアセトンを除き濾過。その有効物質を腹水がんのハツカネズミに注射したところ、一週間から十日で腹水のがん細胞は死滅していました。東風は、思わず「バンザイ！」と叫び、聖書を賛美、神に感謝していた様子が思い出されます。

当時、五歳だった娘は、犠牲になったたくさんのハツカネズミを「かわいそうに」「ごめんなさいね」「どうもありがとう」と言いながら、庭にお墓をつくって、毎日拝んでいました。その様子が、いまでも懐かしく目に浮かびます。

2

いちじくから生まれた副作用のない抗がん剤

こうして、一九六九年（昭和四十四年）、東風睦之医師は、ついに抗がん物質製造法の特許を取得。研究を始めてから十年近くの歳月が経っていました。

さて、近い将来、がん患者の治療を考えると、大量のいちじくが必要となる――そこで東風は、秋になるのを待って千葉県市原市の五井のいちじくの産地から大量にいちじくを購入し、直接製氷工場に預けて保管することにしました。

あわせて、抽出作業も大型化しました。いちじくを潰すために挽肉機を使用し、容器は一升瓶からポリエステル容器に変更。撹拌機にて攪拌し、大型遠心機で沈殿した炭末を乾燥させ、乾燥させた炭末を溶媒（アセトン）に入れて移行させ、アセトンを除去し、低温蒸溜。こうして有効物質ができました。

東風は、その物質5ccを注射器に詰め、副作用がないことを確かめるため、自ら人体実験第一号となったのです。歯科医師の私が東風の静脈に注射をしました。

私は、夫である東風の顔色を見ながら、注射液が静脈に入り終わるまで、生きた心地がしなかったことを忘れません。東風は、みずからの命をかけて「がん」という現代の難病と闘っている、そう思うと、いちじくが抗がん剤になることを心から願いました。

幸い、注射の結果、なんらの副作用がないことがわかり、東風はがん患者に治療ができると自信を持ちました。

このころになると、東風の親戚中で、東風がいちじくを使ってがんの薬をつくっているとの噂が広まっていました。

するど、がんになった東風のいとこの家族が、家族六名の署名捺印した嘆願書と医者からの骨腫瘍の診断書を持ってきて、「医者から余命一か月と言われたが、一日でも長生きさせたい」と、床に手をついて頼むのです。東風は、まだ薬として認められていないからと、一応断りましたが、強く懇願され、治療をすることになりました。

◎一人目のがん患者治療　七十一才 男性 骨腫瘍

東風が診察すると、頭から足までに6センチ～8センチ大の瘤《コブ》が六個と、小さい瘤が十数個ありました。食欲は全くない、やっと生きているといった様子です。いちじくからの蒸溜物（東風自身に試験注射済みのもの）5ccを患者に静注。副作用は全くなく、毎日注射。一週間過ぎから、注射量を10ccに増量。治療開始後一か月を過ぎると、食欲が出てきました。注射は20ccに増量。二か月を過ぎると、小さな瘤（2センチ）が消失したのです。

順調な経過で喜んでいましたが、三か月を過ぎたころから硬かった大きな瘤の軟化が始まり、そのころから患者の食欲がなくなってきました。東風は、腫瘤の軟化はがん細胞の崩壊が始まったしるしだと思いましたが、大量のがん細胞の崩壊で体力がついていけず、治療開始から四か月目に静かに亡くなられました。その間、他の薬剤を使用することはありませんでした。家族は満足して見送りました。

◎二人目のがん患者　六十八才 男性

大吐血して順天堂病院に入院。白壁教授により、胃がんと診断されました。手術を勧められましたが、手術を嫌って退院。東風の病院に来院し、いちじく注射を懇願したのです。

そこで、東風の病院に入院してもらい、いちじくからの抽出物注射を開始。5ccから10ccに増量するも、体に及ぶ副作用は全くなし。注射は20ccに増量。一か月が過ぎると食欲は増し、体重も増加。なんら異常なく、順調に快復していきました。

四か月後には正常に快復。六か月後、再び順天堂病院を受診。内視鏡検査にてなんら異常なし。白壁教授に初診時、胃がんと診断した検査成績等を下さいとお願いしましたが、どうしてもいただけませんでした。その後、本人は健康で九十才、老衰で亡くなりました。

こうした経過をたどって、東風は、一九七〇年（昭和四十五年）に結核病院を閉鎖し、一九七一年（昭和四十六年）、がん療養センターを開設しました。そのさい、横河電機を通して、アメリカからＣＴ断層装置も導入。なんと、日本では四台目の輸入でした。

また、研究室、解剖室も備え、当時にしてすでに全館禁煙。四千坪の敷地内は無電柱化されました。しかし、患者本人にがんの告知をすることを方針にしていたこともあって、一か月が過ぎても一人の入院患者もありませんでした。

当時は、現在と異なり、「がん」イコール「死」であり、「悪」の象徴でもありました。医師は、患者ががんと診断されても、直接患者には知らせません。家族に知らせ、家族は患者に死ぬまで知らせないのが一般でした。

顧みると、東風睦之医師の構想は、全館禁煙といい、無電柱化といい、すべて五十〜六十年早過ぎていたようです。

そのころ、千葉県の友納知事より、「がん療養センター」という名前が国立のように聞こえるから改名するよう要請され、現在の名称に改めた経緯もありました。

3

抗がん物質の研究と成功

さて、病院名も改められ、いよいよ一般病院の経営が始まりました。

二か月ほど過ぎたころのことです。突然、ある男性が父親を伴って来院。どこから聞いてきたのかわかりませんが、

「東風先生、父のがんを治療してください」

と懇願するのです。訊けば、診断書も何も持っていません。今までどうしていたのか、それさえ何も話しません。

父親の様子を見ると、半開きの口元から、舌がんであることが見て取れます。東風は、直接治療経過が目で見られる機会だと、治療を承諾しました。

まず、写真を撮るため、口を開けてもらったところ、真っ赤に腫れた舌はデコボコになっており、まるで噴火口のようで、恐ろしい状態でした。ただ、口角からストローで栄養が摂取できていたので、体力はありました。さっそく、いちじく抽出物注射を開始。二〜三日おきに写真を撮って、経過を観察しました。

十日が過ぎると、まだ舌はデコボコでしたが、噴火口の様子はなだらかになってきました。一か月が過ぎると、初診時の面影はなく、舌が滑らかになっていました。その間、副作用は全くありませんでした。

その結果を見て、東風は、いちじくから抽出した抗がん物質の本態の研究を急がなければと思いました。

幸い、子どものお友達のお父さまが理化学研究所に勤務されていることを知り、お願いしました。それまでの十年間の、がん治療薬についての実験研究経過を説明し、さらにそのとき入院していた舌がん患者を見に来ていただきました。そのお父さまは、入院時からの経過写真を見て、びっくりし、かつ興奮されました。

「やりましょう！」の一言で、さっそく、当時理化学研究所の所長だった星野氏に研究を申し入れ、すぐに承諾されました。植物化学研究室を中心に、他の研究室も協力し、東風が経営する病院からも薬剤師の派遣が許可されました。

こうして、抗がん物質の探究が開始されたのです。

タイミングのいいことに、ちょうどそのころ、「高速液体クロマトトグラフィ装置」が開発されました。その装置のおかげで、いちじくからの揮発性物質の本態は「ベンズアルデヒド」であることが竹内節男主任により同定されたのです。

ちなみに、先に述べました舌がん患者は、入院から三か月後に完治して退院しました。

翌一九七二年（昭和四十七年）、今度は科研製薬株式会社から協力の申し入れがありました。この科研製薬というのは、財団法人・理科学研究所から改組されて発足した製薬会社で、東風もその協力を受け入れ、動物実験が開始されました。その後、薬品としての実験、試験を、すべて終了。ついに製品化となりました。

その製品が、以下に述べるものです。

●「内服薬」——ベンズアルデヒドをサイクロデキストリンで包摂した腸溶錠「CDBA」（三菱化成・坂口健二氏の協力あり）

●「静注薬」——ベンズアルデヒドにブドウ糖を加えた誘導体4・6ベンジリデングルコース「BG」（BG静注薬は、ブドウ糖が生理食塩水に難溶のため、あらかじめ100ccの瓶に120mgベンズアルデヒドを入れ凍結乾燥して製品にしている）

●「坐薬」——ベンズアルデヒド60mg含有

これを受けて、いよいよ東風は、内服薬CDBAと坐薬（直腸からの吸収）治療を開始しました。手術不可能の患者、重症患者など、百二名に投与。がんの種類は広範でしたが、副作用を訴える患者はいませんでした。
東風は、その臨床結果をNCI（アメリカ国立がん研究所）に投稿。一九七八年十二月に論文が受理され、翌一九七九年承認。そして一九八〇年、アメリカ国立がん研究所の機関紙（キャンサー・トリートメント・リポート）一月号に掲載されました
その間、日本においても、一九七八年には農芸化学雑誌に発表、同年の国際がん学会（アルゼンチン）では、ベンズアルデヒド抗がん剤の活性及び著効例を講演しました。ちなみに、その時の座長は微生物研究所所長・梅沢浜夫博士です。
つづいて、日本がん学会（札幌）にて著効例を発表。一九八二年には、国際がん学会（ブタペスト・シアトル）にてＣＤＢＡ投与による臨床実験結果などを発表しました。

	患者数	完治	著効	有効	病状安定	無効
腫瘍	51	16	8	18	7	2
舌がん	4	4				
鼻腔がん	1		1			
耳下腺がん	1	1				
肺がん	9	3	3		1	2
胸部がん	2	1		1		
食道がん	2		1		1	
胃がん	10		2	8		
肝臓がん	6	2		3	1	
すい臓がん	4	1		2	1	
結腸がん	1	1				
直腸がん	3	1		2		
こう丸がん	1				1	
腎臓がん	2			2		
脳がん	3	1			2	
膀胱がん	1	1				
転移がん	1		1			
白血病	2	2				
リンパ肉腫	2		1	1		
骨肉腫	1	1				
筋肉腫	1		1			
合計	57	19	10	19	7	2

表1　CDBA投与の臨床結果

　こうしたことを受けて、東風が経営する病院では、ベンズアルデヒド静注薬ＢＧ（ベンズアルデヒドにブドウ糖が加わったもの）による治療が開始されました。

　一般に、がん病棟といえば、副作用で苦しむ人たちが多いため、暗くなりがちですが、東風の病院は、薬に副作用がないので、がん病棟であっても明るいのが嬉しいところです。

　加えて、ベンズアルデヒドには、がんによる疼痛を和らげる効果があります。昔から、頭痛のさいにこめかみに梅干を貼る習慣がありますが、これも梅干に含まれるベンズアルデヒドによる効果だとされています。

　実際に、東風の病院では、来院したときには末期の状態で痛みも激しかった患者が、ベンズアルデヒドを投与後、まもなくして痛みを訴えなくなり、穏やかな日々を過ごしながら最後を迎えられた例もたくさんありました。

ですから、東風のがん病棟が明るいのも納得できます。

東風院長には、日曜日も祝祭日もありません。毎朝、患者の食事前に回診を終えるのが日課でした。

その日も、回診を終えて院長室に戻ると、突然ドアをドンドンと叩く音がします。なにごとかと、驚いてドアを開けると、二十代の子宮がん患者（BG静注治療を二か月半実施）が、

「先生、先生、大変！」

と、院長の手を引っ張って、自分の病室のトイレに連れて行きます。そして、便器の中を指差し、

「先生、これウンチじゃないの」

と言うのです。そこには、親指大の黒茶色の物体がありました。それを調べると、がんが完全に壊死化し、排出されていたのです。東風院長も、まさか「がん」が異物となって自然に排泄されるとは思っていませんでしたから、ひじょうに驚き、同時に、聖書に感謝しました。

その後、彼女は完治し、退院しました。

また、次のようなこともありました。

五十代の男性で、膀胱がん。初診時前から一か月以上排尿に苦しんでいたそうです。入院後、ＢＧ静注。そして三週間後の朝、東風院長の回診を待っていました。院長が病室に入ると、

「先生、おしっこがジャーとたくさん出ました。感激しました！」

と、喜びを報告したのです。その後、二か月静注治療を受け、完治して退院しました。

三番目にご紹介するのは、次のケースです。

七十才の女性で、舌がん。初診時、舌が赤く腫れていた程度でしたが、BG静注治療を開始。舌の腫れは次第に舌下に進み、二か月を過ぎたころから、顎下にまで腫れが進み、テニスボール大にまでなって、まるでペリカンのようでした。ただ、その間、発熱や疼痛などはほとんど見られませんでした。

治療を始めて三か月近くなると、硬かった腫れが軟らかくなり、顎下の皮膚が突然2センチほど開いて、膿と一緒に1センチから2センチ大のクルミ様の物質が二十個ほど排出されたのです。顎下はペコっと凹《へこ》み、二日ほど細いガーゼを交換しただけで、完全に治癒してしまいました。

この患者の舌がんの治療は、三か月に及んで長かったことは確かですが、普通の「おでき」と同じような経過をたどって治るとは、奇跡のようで、いまも鮮明に覚えています。


その他、肺がん・胃がん・大腸がん・腎臓がん・舌がん・肝臓がんなどの著効例がありました。薬については、内服薬ＣＤＢＡよりも静注薬ＢＧのほうがはるかに吸収もよく、効果も顕著でした。

ちなみに、ノルウェーがんセンターのペッターセン博士は、ベンズアルデヒドはＮＨＩＫ３０２５細胞（がん細胞）の蛋白合成を阻害し、その結果、がん細胞は組織的に形態異常を起こして、やがて壊死に到るという実験結果を発表しています。

4　閉ざされた「ベンズアルデヒド抗がん剤」認可の道

一九八四年（昭和五十九年）になって、東風の論文は再びＮＣＩ（アメリカ国立がん研究所）に投稿され、その年の十一月に受理されました。そして翌一九八五年五月、「キャンサー・トリートメント・リポート」に掲載されました。

そのころ、毎日新聞記者の小泉貞彦氏が、副作用のないベンズアルデヒド抗がん剤を推奨して、新聞の「記者の目」欄で大きく取り上げました。そしてその後も、五回にわたって紙上で紹介。さらに、ベンズアルデヒドに関する著書を二冊、出版しました。

こうした経緯をたどって、ようやく日本においても、埼玉がんセンターをはじめ、十二の医大病院で臨床実験が開始されました。

このころになると、マスコミが一斉に「世界的抗がん剤発見！」と報じ出し、新聞・雑誌・テレビなどに取り上げられ、NHKテレビでも中島みち女史が東風の病院を訪れ、東風院長に取材。ベンズアルデヒド抗がん剤は副作用がなく、いろいろながんに効き、安価であることを強調したインタビューが放映されました。その結果、ベンズアルデヒド抗がん剤を製造していた科研製薬の株価が急騰。証券業界はこれを利用し、他の薬品株の操作にも走り、膨大な利益を得ました。

いっぽう、十二の医大病院でのベンズアルデヒド抗がん剤の臨床実験は、順調に進められていました。ベンズアルデヒドは、従来の抗がん剤とは異なり、医大病院の医師たちも驚くような効果を示したそうです。

そして数か月後、いよいよ臨床実験の結果が発表される時が来ました。

ところが――。

理化学研究所・科研製薬・東風睦之医師の三者による記者会見の前日のことです。突然、厚生省（現・厚生労働省）から、記者会見中止命令が通達されたのです。その理由は何ひとつ知らされず、電話一本ですべて終了してしまったのです。

さらに、驚くことに、それから三年ほど経って、科研製薬は、ベンズアルデヒド抗がん剤は薬効が確認されなかったという理由をつけて、臨床実験終了届を厚生省（現・厚生労働省）に提出したのです。考えられません。不思議ですね。

権威あるアメリカ国立がん研究所の機関紙に二度も有効性が掲載され、国際がん学会（アルゼンチン・ブダペスト・シアトル）で発表されているにもかかわらず、日本の厚生省のこの判断は、いったいどこから来たのか。

あまりに貧しく情けない判断。はたして、このようなことが許されてよいのでしょうか。

東風睦之医師は、ただ一筋に、人類の幸せを願って聖書から学び、ベンズアルデヒド抗がん剤を開発しました。それが、電話一本で抹殺されてしまったのです。

でも、世の中には、「捨てる神あれば拾う神」がいるものです。

東風が失意に暮れていたとき、その悲しみを慰め、励ましてくれる人が現れたのです。それが、米国の友人アンドリュー・ベンソン博士でした。

アンドリュー・ベンソン博士は、光合成の発見者の一人で、当時、ロサンゼルス海洋研究所の所長をしていました。昭和天皇が訪米された際には、案内役を務めています。

その博士が、東風に、ベンズアルデヒドにビタミンCを加えて研究するよう勧めたのです。東風は、すぐにその提案を受け入れ、明治製菓の中川赳社長に協力を依頼しました。中川社長は快く承諾されました。

ちなみに、明治製菓とのご縁は、当時からさらに三十五年さかのぼる、一九四七年（昭和二十二年）に始まります。

当時、東風は横浜市立医大の細菌学教授をしていましたが、その時、結核の新薬である「エスペリン」を発見。明治製菓の協力により、動物実験、製品化が進められ、附属の十全病院で結核治療が行われた経緯がありました。

ちなみに、その後、東風は、一九四九年（昭和二十四年）、米国のワックスマン博士（ストレプトマイシン結核薬発見者・ノーベル賞受賞）から招聘状を送られ、戦後、医師として初めてラトガース大学研究室に入りました。そこで抗生物質を発見し、ワックスマン博士と共同で「ナショナル・アカデミー・サイエンス」に発表したこともあります。

5 改良された新薬の効果

さて、一九八七年（昭和六十二年）、明治製菓中央研究所では、かつて「エスペリン」の研究に加わった研究者も協力して新薬の開発が順調に進められ、結果、5・6-Oベンジリデン-L-アスコルビン酸抗腫瘍剤「SBA」が誕生しました。ラットによる動物実験を経て、まず一九九〇年（平成二年）に米国特許を取得。一年後、日本での特許も取得しました。

その後、5・6-Oベンジリデン-L-アスコルビン酸抗腫瘍剤「SBA」の製品化が進められ、東風の病院では、一足先にSBAによるがん治療が開始されました。

これを一番に喜んだのは、だれあろう、アンドリュー・ベンソン博士です。東風は、博士を築地の料亭新喜楽にお招きし、日本を楽しんでもらいました。

ベンソン博士の薦めによりビタミンCを加えたSBA静注薬は、従来のBG（ベンズアルデヒド＋ブドウ糖）治療より薬剤の吸収もよく、有効性に優れていました。

では、そのSBAを使用したすばらしい症例を、以下にいくつか紹介します。

◆耳下腺がん　十歳の男の子

大阪府立医大で手術したが、六か月後に再発。再手術を進められ、今度は眼球にも及ぶと言われていた。もう手術は嫌だと言い、東風の病院に入院。さっそくＳＢＡ（２ｇ）静注治療が開始された。副作用はなし。

母親が付き添っていたが、二か月を過ぎたころから、家（大阪）に帰りたいと毎日泣き出した。仕方なく、母親は子供を連れて帰ってしまった。数か月後のお正月、年賀状が届き、学校へ元気に通学しているとのこと。その後、再発することもなく成人。結婚して子供にも恵まれ、今は会社経営者になっている。

◆卵巣がん　十九才の少女
初診時にはすでに右卵巣は切除され、左卵巣にも浸潤が始まっていた。ＳＢＡ（２ｇ）毎日静注、三か月で完治。両親の希望でさらに三か月ＳＢＡ注射を受けて退院。その後結婚し、子供が生まれた。

本人はもちろん、両親の喜びは「夢のよう」と、東風院長に感謝。半年後、家族全員で病院を訪れ、院長に抱かれた赤ん坊家族全員の写真を撮影。幸せいっぱいで帰られたのが、つい昨日のことのように思い出されます。

◆甲状腺がん　三十代の男性

すでに二度手術をしており、再々発で来院。ＳＢＡ静注治療三か月で完治し、退院。その後は再発することなく、いまも健康で活躍している。

◆子宮がん　二十代の女性

二十才でがんと診断され、身も心も荒れた様子。入院してからも無断外泊が多く、困っていたが、ＳＢＡ治療二か月過ぎたころから、がんが縮小。性質も穏やかになり、三か月後に完治して退院した。数か月後、東風院長に電話がかかってきた。

「私、今トラックの運転手をしています。元気です」
翌日、地元東北の品が贈られてきました。

◆悪性リンパ腫　七十二才の女性

脳腫瘍（4センチ大）で、日本医大病院で開頭したが、浮腫が強く、生検のみで閉じてしまった。親族が当医院の近くに住んでいた関係で、手術後、寝たきり状態で入院。家族はあきらめていたようだったが、SBA静注治療を開始して一か月後、MRにて撮影したところ、腫瘍が3センチに縮小していた。

二か月が過ぎると口から栄養が摂取できるようになり、腫瘍はさらに縮小。三か月の治療が過ぎると、会話もできるようになり、腫瘍は消失した。車椅子に乗り、老人ホームに入所。三年後に肺炎で亡くなった。

◆乳がん（スキルス性・悪性）三十代

職業はピアニスト。入院後、ＳＢＡ静注治療を開始。この治療では副作用を訴える患者はおらず、毎日ＳＢＡ入りの点滴を受けるだけで、退屈している患者もいる。彼女もその一人。

二か月半が過ぎたころ、病院ロビーでピアノコンサートを開き、がん患者や職員に名曲を聴かせてくれた。

それから間もなくのこと。

「もう休暇がとれないから退院する」

東風院長はもう少し治療が必要だと勧めたが、退院してしまった。案じていたが、毎年、「元気で活躍している」と書かれた年賀状が送られてくるのが嬉しい。

乳がんで皮膚が潰瘍になったがんは、男女二例経験しましたが、縮小を見られなかった悲しい例もありました。

その他、膵がん・咽頭がん・食道がん・甲状腺がん・乳がん・胃がんなど、著効例を国際ホルモンがん学会（ドイツ・ハンブルグ）で講演しました。

一般に、抗がん剤は副作用があるのが常識となっていますが、その副作用が人体にとっていかに重大な影響を及ぼしているか、読者の皆さまには深く知っていただきたいと思います。

まず、髪の毛が抜ける。でも、これは、たんに「かつら」を被ればいいという問題ではありません。全身に影響しているのです。子供が産めなくなる。そのため、精子・卵子の凍結保存が必要となる。大変なことです。

とりわけ、小児がんにおいては、成長ホルモンの分泌異常を起こすことにより、成長が妨げられる。子供にとって、副作用との闘いは、それはそれは、悲惨のひと言です。ですから、特に原発による子供の甲状腺がんには、一日も早くＣＤＢＡ内服による治療ができることを祈っています。

6

「ベンズアルデヒド抗がん剤」はなぜ認められないのか

さて、話を戻しましょう。

製品化に向けて順調に進行していたＳＢＡ抗がん剤（ベンズアルデヒドにビタミンＣを加えたもの）ですが、その開発に再び不幸が訪れました。明治製菓の中川赳社長が辞められ、その後任として日本がん学会会長の杉村隆氏が推薦した北里一郎氏（北里柴三郎氏のお孫さん）が社長に就任されました。

その途端、明治製菓でのＳＢＡ研究が中止になったのです。八年近く努力して研究を重ねてきたものを、いっさい止めると言い出したのです。そしてその研究成果のすべてを東風に譲渡すると言い、明治製菓はいっさいベンズアルデヒドには関与していなかったことにして欲しいと言い残して去っていったのです。

科研製薬のCDBA・BGのときと同様、原因も理由も述べず、明治製菓の社員が東風のもとに来院し、口頭で伝えただけで、すべて終わってしまったのでした。不思議ですね。

こうして、ベンズアルデヒド抗がん剤は、最初は厚生省（現・厚生労働省）から抹殺され、今度は封建的ながん学会からも追放されてしまいました。完全に葬られてしまいましたが、そうした逆風の中にあっても、東風はSBA静注治療による著効例を、一九九二年、国際ホルモンがん学会（ドイツ・ハンブルグにて開催）で講演しました。

つづいて、一九九五年（平成七年）、日本がん学会（京都開催）でも、

	患者数	完治	著効	病状安定	無効
脳　腫　瘍	1				1
蝶形骨がん	1		1		
上 顎 が ん	1			1	
下 顎 が ん	1		1		
咽 頭 が ん	1		1		
甲状腺がん	1			1	
食 道 が ん	1			1	
乳　が　ん	5		4	1	
肺　が　ん	9		4	5	
胃　が　ん	8	2	3	3	
膵　が　ん	6	1	2	3	
胆 管 が ん	2	1	1		
肝　が　ん	5		1	4	
大 腸 が ん	6	1	2	3	
卵 巣 が ん	4	2	1	1	
子 宮 が ん	1	1			
腎　が　ん	1			1	
腹腔内がん	1			1	
合　　計	55	8	21	25	1
		15%	38%	45%	2%

表2　SBA治療の臨床結果表
（1992年国際ホルモンがん学会にて講演）

中皮腫が完治した一例を発表しましたが、その時、会場で、米国のテュレーン大学教授だった有村章氏から研究協力の申し入れがありました。東風は、その場でお願いしました。

こうして、アイレックス社（米国ベンチャー企業）と共同研究でメカニズムの解明が進められましたが、東風が納得する結果は得られず、そのまま終了してしまったのです。

そのころ、日本においても中小ベンチャー企業の介入もありましたが、やはり期待した成果は得られませんでした。

そんなとき、慶応義塾大学医学部・先端医科学研究所所長のご厚意で、東風の長女、齋藤潤医師に対して、「ベンズアルデヒド」の研究の場を与えていただきました。

また、東風の病院でも、ベンズアルデヒド内服薬でがん治療を行い、膵がん、悪性リンパ腫、肉腫、乳がん、肺がんなどの有効例を、数年にわたって、米国がん学会・日本がん学会で発表しつづけています。

さて、ベンズアルデヒド抗がん剤の研究に後半生を捧げた東風睦之は、その認可を見ないまま、二〇一〇年、九十八歳でこの世を去りました。

その後、二〇一七年（平成二十九年）の日本がん学会（横浜開催）では、長女の齋藤潤がベンズアルデヒド抗がん剤の作用メカニズム解明と膵がんなどの著効例を講演しましたが、会場は興奮もなく、静かでした。これが先端分野からの抗がん剤発表であったなら、トップニュースになったことでしょう。

このとき、過去に政府・がん学会から葬られた抗がん剤をがん患者に治療することの難しさを、いまさらながら思い知らされました。

私自身も、これまで新聞社をはじめ、製薬会社、政治家、評論家、実業家などにベンズアルデヒド抗がん剤を詳しく説明し、理解を求めましたが、ほとんど無関心で、返事は一通もありませんでした。

7

患者さんの求める抗がん剤のために

今から五年前、私が理事長を務める病院のロビーで、がん患者さん同士の会話を耳にしました。

一人（患者Aさん）は、七十六才で、前立腺がん、骨転移。

もう一人（患者Bさん）は、七十八才で、前立腺がん。

ちなみに、患者Aさんは、三十年前に『がん特効薬「ベンズアルデヒド」』と書かれた雑誌の特集を読んだことがあるそうです。また、慶応病院の産婦人科医師から、すごい抗がん剤ができたと聞いたことを覚えていました。最初は広尾病院を受診していましたが、その後、当病院の齋藤潤医師にCDBA治療を求めて来院しました。患者Bさんも、東大病院から

ＣＤＢＡ治療を求めて来院した方です。

以下は、そのお二人の会話です。

「もしベンズアルデヒド抗がん剤が東大研究室で発見され、武田薬品で製品化されていたなら、厚生省は素直に承認・許可していただろうね」

「ああ。そうなっていたら、我々は今頃、どの病院でもベンズアルデヒド治療が受けられていたのにね」

それを聞いたとき、私は、いまでも遅くないと思ったのです。

さっそく、武田薬品の代表取締役社長である長谷川閑史氏に手紙をしたためました。すなわち、がん患者同士の会話と、ベンズアルデヒド抗がん剤に関しての研究臨床実験、がん学会発表などを詳しく書き、「貴社からベンズアルデヒド抗がん剤をがん患者に治療できるようお願いしたい」旨の手紙です。

まもなくご本人より、次のようなご丁寧なお返事をいただきました。

「東風先生からご提案いただきました抗がん治療薬ベンズアルデヒドについては、がんで苦しむ患者さまに少しでもお役に立てるよう、弊社関係部門にて検討を進めてまいりたいと思っております」

その後、二か月過ぎても連絡がありません。再度、手紙をしたためました。すると、長谷川社長から「ベンズアルデヒドの件は、改めて弊社関係部門で調査の上、ご連絡させていただきます」とのお返事をいただきました。

それから数か月経ったある日、武田薬品の応接室に招かれました。長谷川会長とお話ができる喜びを感じていましたが、会長からは、副作用のない抗がん剤は存在しない、抗がん剤は副作用があるのが常識、と断言され、ベンズアルデヒド抗がん剤を否定されました。なんと情けない。失望して帰ってきました。その日は、忘れもしません、二〇一五年（平成二十七年）の七月七日、七夕の日のことでした。

さて、現在、抗がん剤は次々に新しいものが開発されています。なかでも目覚ましいのが免疫療法で、そのひとつが「オプジーボ」抗がん剤です。保険適応になったものの、保険財政を圧迫するほど高額。加えて、説明書を見ると、まず副作用の警告が示されています。死亡例もあると書いてあります。

このように、化学療法剤は構造も複雑で、副作用は当たり前、治療するにも医師・薬剤師・看護師の経験豊かな術者が治療することになっています。

また、二〇一九年の五月には、免疫製剤「キムリア」が保険適応になりましたが、こちらはオプジーボ以上に高額で、一回当たり三千万円以上。重い副作用が伝えられています。

こうした情報を聞くたび、私は、副作用がないという一点だけ取り上げても、ベンズアルデヒド抗がん剤が優れていると確信します。

ですから、一日も早くがん患者に治療できることを望むばかりです。

しかし、四十年ものあいだ、政府・がん学会から無視され続けた抗がん剤です。そう安々と承認されることはないでしょう。

ですから、あとは、多くの方々にベンズアルデヒド抗がん剤のメリットを理解していただき、味方になって応援していただくしかありません。

ちなみに、ベンズアルデヒド抗がん剤が開発されたのと同じころ、丸山ワクチンが、「黒色腫に有効」という報告だけでがん治療に使われました。しかし、これもベンズアルデヒドと同時に中止されたのです。その後、署名運動により、現在はゼリア新薬から製薬として販売され、黒色腫・子宮がん予防に使用されています。

東風睦之は、私財を投じて、人生をがん研究に尽くしました。聖書から学び、副作用のないベンズアルデヒド抗がん剤を開発。多くのがん患者に治療し、救いましたが、日本政府・がん学会の偉い方々は、どうしてもこの抗がん剤を認めようとしません。どうしてでしょうか。私にも理解できるように、どうぞ、聞かせてください。

いまから四百年も前のこと、望遠鏡を発明し天体を発見したガリレオは、敬謙なクリスチャンでした。聖書から学び、地動説を唱え、ローマ教皇庁から終身刑を宣告されました。そして彼の死後三百五十年経った一九八三年（昭和五十八年）、ローマ法王ヨハネパウロ二世は、当時の裁判の誤りを謝罪しました。このことは、世界中が知っています。

かつて東風は、その出来事を自分にたとえて、

「罰せられなかっただけでも、自分のほうがまだましだ」

と呟いていました。その言葉が、いまも深く印象に残っています。

おわりに代えて

拝啓　厚生労働省様。

どうか、常にがん患者第一に考えてください。

天井知らずの高額な化学療法剤と比較してください。今となっては、ベンズアルデヒド抗がん剤の承認には、あらゆる抵抗は免れないでしょう。抗がん剤の歴史を変えるような、重大なことだからです。

でも、常に「がん患者第一」を考えれば、おのずから解決できることです。政府が頭を悩ましている医療費削減にも、大きく貢献できます。

がん患者は、副作用のない、がんに効く薬「ベンズアルデヒド抗がん剤」を待っています。今度は正しいご判断をお願いします。

私は、四十年前から、がん予防のために、ＣＤＢＡ内服薬を、治療量の四分の一量、毎日飲んでいます。九十才を過ぎた今も元気で、病院の理事長として現役で勤務しています。私自身が、副作用が全くないという、生きた証拠そのものです。

最後に、読者の皆さま、どうか、副作用がなく、がんに効く「ベンズアルデヒド抗がん剤」ＣＤＢＡ内服薬・ＢＧ静注薬の早期承認に向けて、その署名にご協力お願い申し上げます。

請願趣旨にご賛同いただける方は、ぜひご協力をお願い申し上げます。

次ページの署名用紙（コピーおよび切り取り可）に、ボールペン（鉛筆不可）でご記入いただき、封筒に入れて左記までお送りください。

お問い合わせについても、左記の連絡先にお願い申し上げます。

千葉県市川市北国分四―二六―一
医療法人一条会（社団）一条会病院理事長　東風幹子
電話　〇四七―三七二―五一一一

副作用のないがん治療薬である、「ベンズアルデヒド抗癌剤」CDBA内服薬・BG静注薬の早期承認のための請願署名

医療法人一条会（社団）一条会病院　東風幹子
千葉県市川市北国分4－26－1

請願事項

私たちは、効果が確認されているにもかかわらず、副作用がなく安価な抗がん剤の認可が滞っていることに異を唱え、「ベンズアルデヒド抗癌剤」CDBA内服薬・BG静注薬の早期承認を求め要望いたします。

請願趣旨

がん患者にとっても、患者を支える家族、友人にとっても、副作用のない抗がん剤はその完成と認可を希求してやまないものです。そんな中「ベンズアルデヒド抗癌剤」が、その有効性が認められているにもかかわらず、慣例によって承認のための審査すら受けられない現状は看過されてはならないと考えます。がん患者の回復に資するという観点からも、早急な承認をお願いいたしたく、ここに署名いたします。

衆議院議長様　/　参議院議長様　/　内閣総理大臣様　/　厚生労働大臣様

署名欄

	氏　名	住　所

記入された氏名・住所は、請願として提出する目的以外に使用することはありません。
署名用紙はコピーをしても使えます。
住所は省略せず、都道府県名からご記入をお願いいたします。

がん患者が真に求める抗がん剤の復権に向けて

2020年2月3日　初版第1刷発行

著　者　東風 幹子
発行者　韮澤 潤一郎
発行所　株式会社 たま出版
〒160-0004　東京都新宿区四谷4－28－20
☎ 03-5369-3051（代表）
FAX 03-5369-3052
http://tamabook.com
振替　00130-5-94804

印刷所　株式会社エーヴィスシステムズ

ISBN978-4-8127-0437-0　C0047